NOTICE NÉCROLOGIQUE

SUR

M. ANGE PETIT

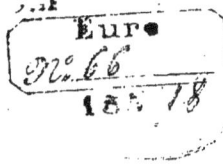

NOTICE NÉCROLOGIQUE

SUR

M. ANGE PETIT

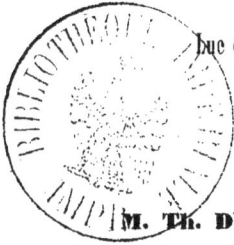

Lue dans la Séance publique du 25 août 1859

PAR

M. Th. DELHOMME, Membre de la Société

ÉVREUX

IMPRIMERIE DE AUGUSTE HÉRISSEY

—

1859

La Société libre d'Agriculture, Sciences, Arts et Belles-Lettres se fait un devoir, autant qu'elle le peut, de payer publiquement un tribut de regrets à ceux de ses membres que la mort lui enlève. On conçoit toutefois que dans une Société dont les choix ne sont pas limités et dont les membres sont très-nombreux, ce devoir ne puisse souvent être accompli que d'une manière très-sommaire, et qu'il ne soit possible de consacrer une notice étendue qu'à ceux qui ont illustré leur carrière par des services éminents, et pour ainsi dire exceptionnels. C'est ainsi qu'a été honorée la mémoire de Mgr Bourlier, de M. le marquis de Barbé-Marbois, de M. l'abbé Painchon, de M. le baron Bignon, de M. H. Delarue et de M. le comte de Salvandy; c'est ainsi que le sera, comme la Société l'a décidé, celle de M. Auguste Leprevôt, dont nous déplorons la perte encore toute récente.

Sous le rapport des services rendus à notre Société, quelle mémoire a plus de droits à notre souvenir reconnaissant que celle de l'aimable et bien aimé confrère que nous avons eu la douleur de perdre au mois de décembre dernier, M. Ange Petit? Interprète de nos regrets, M. l'abbé Lebeurier, président de la section de littérature, a dit sur sa tombe que, tant qu'il a pu prendre part à nos travaux, il a été le lien, le centre, l'âme de toutes nos réunions; et ces expressions résumaient avec justesse tout ce que fut M. Petit parmi nous. Je viens essayer aujourd'hui d'acquitter notre dette, en retraçant aussi brièvement qu'il me sera possible, le tableau d'une vie toujours occupée du bien public, mais dans laquelle ce qui intéressait particulièrement notre Société a tenu la plus grande place.

M. Jacques-Ange Petit, était né à Damville le 15 septembre 1806. On pardonnera à son ancien professeur, qui, pendant trente-cinq ans, a trouvé en lui un ami dévoué, de se souvenir des succès que le jeune Petit obtint au collége d'Evreux pendant le cours de ses études classiques, parce qu'ils étaient le prélude de toutes ces compositions charmantes que nous avons dues à sa plume dans ces belles années de jeunesse où tout est impression et sentiment, et se traduit en poésie, quand à l'imagination se joint la culture de l'esprit.

M. Ange Petit fut accueilli avec bonneur, en 1826, dans le sein de notre Société, parce qu'il y apportait un· riche contingent d'idées fraîches et gracieusement exprimées, qui servaient d'encadrement heureux aux travaux sérieux et d'utilité pratique que renferment nos publications. Celui qui, après avoir passé quelques années dans la profession laborieuse du barreau, dans les fonctions de substitut aux Andelys et à Evreux, devait être ensuite un grave et consciencieux magistrat, un promoteur infatigable des progrès de l'agriculture, un membre zélé du conseil général de son département, fût d'abord, suivant les instincts de sa bonne et douce nature, un poëte aimable, qui caressait de gracieuses rêveries, et, si l'on veut, comme je viens de le faire avec l'émotion qui s'attache aux souvenirs heureux, relire dans le *Recueil* des travaux de notre Société les jolies pièces de vers que, depuis 1824 jusqu'à 1838, nous avons arrachées à sa modestie, on restera convaincu, comme moi, qu'avec les dons d'une oreille et d'un goût pleins de délicatesse, d'une âme aimante et sensible, d'une imagination qui peignait sous de vives couleurs les scènes de la nature et de l'histoire, M. Petit aurait pris rang parmi les poëtes dont s'honore la Normandie, si le désir ardent d'être utile n'eût dirigé de bonne heure ses pensées vers d'autres travaux.

Comme preuve de son talent élégant et facile, je me contenterai de citer, dans le *Recueil* de 1833, *Une Rêverie au bord de la mer*, écho sans doute affaibli du beau *Lac* de Lamartine, mais qui respire une passion pénétrante ; dans le *Recueil* de 1836, sous le titre de la *Petite Pensionnaire*, le tableau touchant d'une jeune orpheline venant déposer sur le tombeau de sa mère les couronnes qu'elle a reçues; dans celui de 1837, deux rêveries, l'une sur le Château-Gaillard, l'autre sur Ivry et Anet, où le rhythme et les images sont parfaitement assortis aux souvenirs terribles, glorieux ou pleins de grâce que ces lieux rappellent.

Je crois que c'était vers les sujets de ce genre que l'entraînaient son penchant et la tournure de son imagination. Notre excellent confrère avait pourtant aussi son grain de malice inoffensive et indulgente comme son cœur. Il avait les saillies franches et spirituelles du bon sens. Comme il possédait un vif sentiment du beau et du vrai, il détestait cordialement le faux en littérature comme en toutes choses, et l'on ne saurait assurément trouver une leçon de goût à la fois plus juste et plus gaie que cette ingénieuse satire imprimée dans le *Recueil* de 1831, sous le titre d'un *Nouveau Code poétique à l'usage de certains rimeurs*. Je ne résisterais pas à la tentation d'en citer quelques passages, si mon cœur ne se serrait à la pensée que l'hilarité qu'ils provoqueraient siérait mal, quand nous avons tous le souvenir encore trop récent d'une perte irréparable.

La tendance de M. Petit vers les choses spécialement utiles s'était déjà manifestée dans la pièce de vers insérée dans votre *Recueil* de 1834, où il retrace les luttes du concours de charrues tenu, cette année, à Angerville, près Évreux. Les divers incidents de ce concours y sont présentés, à la manière de Delille,

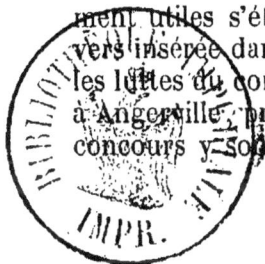

d'une façon pittoresque, et notre confrère, M. Abrouty,
l'ami d'enfance du poëte, a eu raison, dans une fête
de l'agriculture à Damville, en 1858, de rappeler
comme très-heureux le vers qui termine cette pièce :

« L'art qui nourrit le monde est un noble métier. »

Cette forme concise était l'expression sincère de la
pensée de M. Petit, et nous allons maintenant oublier
le poëte pour ne plus envisager que l'ami du labou-
reur, que l'homme qui voua toute son âme, toute sa
vie, tous les efforts d'une santé débile, à encourager
le travail des champs, à propager les idées utiles, à
leur donner un corps, à les faire passer dans la pratique, qui s'est usé dans ce labeur infatigable, mais
qui n'a posé les armes que quand la maladie et la
faiblesse les lui ont, pour ainsi dire, arrachées des
mains.

Le besoin d'être utile avait bien vite remplacé
chez M. Petit le désir de plaire, et il n'attendit pas
les dernières années de sa jeunesse pour rechercher
des succès sérieux.

En 1832, M. Antoine Passy, dont l'administration
intelligente et paternelle a laissé dans le département des souvenirs si honorables, et auquel nous
sommes tous heureux, en toute circonstance, de
rapporter le principe de ce qui s'est fait de bien dans
notre Société, conçut et fit adopter un plan de réor-
ganisation de la Société savante qui existait à Evreux
depuis 1807. C'est, avec quelques modifications lé-
gères que l'expérience et la nécessité des choses ont
fait adopter, le règlement qui nous régit encore. Ce
plan se liait dans l'esprit de M. Passy avec le désir
qu'il avait de faire concourir toutes les forces vitales
du pays à la prospérité matérielle et morale du département. Il aimait, chacun de nous le sait, à s'en-
tourer de tous ceux qui avaient bonne volonté pour
travailler à la chose publique; il les stimulait par des
encouragements de tout genre, et surtout par l'intérêt bienveillant qu'il prenait à leurs efforts.

M. Antoine Passy distingua promptement combien

M. Petit, qui n'était encore qu'à son début dans la
carrière du barreau, pouvait le seconder dans la belle
tâche qu'il avait entreprise. L'Ecole normale primaire
venait d'être fondée, et l'on concevait les plus heu-
reuses espérances du concours que les instituteurs
régénérés par une éducation plus forte devaient
prêter à l'administration des campagnes. Sur les
instances de M. Passy, M. Petit consentit à faire aux
élèves de l'Ecole normale primaire, et fit, pendant
plusieurs années, un cours gratuit d'actes de l'état
civil qui les mit à même d'être de bons secrétaires
de mairie.

Quelque temps auparavant, M. Passy avait dé-
terminé aussi M. Petit à se charger des fonctions de
trésorier de la Société d'Agriculture, telle qu'il venait de la réorganiser, fonctions délicates à cette
époque, parce que jusqu'alors la comptabilité n'avait
été astreinte à aucunes règles fixes, et M. Petit tra-
vaillait à cette besogne ingrate, comme il a travaillé
toute sa vie dans les diverses fonctions dont il a été
pour ainsi dire surchargé, ne reculant devant aucun
embarras et se faisant un scrupule de ne pas négli-
ger le détail qui semblait même le plus indifférent.

Cependant, en 1835, il quitte le barreau pour la
magistrature, et, nommé substitut aux Andelys, il
interrompt momentanément ses travaux d'Evreux.
La section de la Société, qui s'était constituée dans
l'arrondissement des Andelys, le choisit pour son
secrétaire, et il l'anime de son zèle.

En 1837, il revient comme substitut à Evreux, où
il fut nommé juge en 1839; et dès 1838, la Société
fait violence à sa modestie en l'investissant des fonctions de secrétaire perpétuel, vacantes par le départ
de M. Delarue.

C'est alors que se déclara véritablement ce que je
ne crains pas d'appeler la vocation de M. Petit. Les
circonstances avaient séparé M. Passy de son cher
département, qu'il quitta avec le regret de n'avoir
pu accomplir tout le bien qu'il avait rêvé. M. Petit
eut à cœur, dans sa sphère modeste, de continuer
l'œuvre dont il avait compris toute la portée.

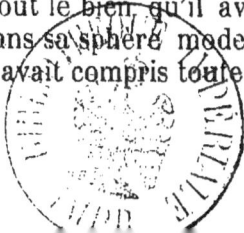

Il n'est aucun de nous qui ne sache qu'au secrétaire perpétuel de la Société incombe le fardeau le
plus lourd, l'obligation de coordonner tous les travaux, de diriger et surveiller l'impression du *Recueil*, de correspondre sans cesse, de stimuler, pour
en obtenir du travail, chacun des membres, suivant
les aptitudes qu'il leur connaît, de ménager les sus-
ceptibilités, de faire valoir, peut-être même de sur-
faire quelquefois le mérite, pour s'assurer une con-
tinuation de zèle et de bonne volonté. Le feu des
premières années de la Société, réorganisée par
M. Passy, paraissait s'éteindre, et l'on ne ressentait
plus cet entraînement qui avait triomphé autrefois
de tant d'obstacles. M. Petit lutta de toutes les forces
de son courage contre ce ralentissement d'activité.
Il usa d'une douce persuasion, qui était essentielle-
ment dans le caractère de sa nature sympathique,
pour obtenir qu'on secondât son zèle. Il fit concourir
tous les arrondissements à l'œuvre commune, et
c'est à ses pressantes invitations que nous devons la
publication des usages ruraux de l'arrondissement
des Andelys et de celui de Pont-Audemer, qui pré-
ludaient à l'ouvrage important, sur les usages locaux
du département, publié seulement en 1849, avec le
concours efficace de MM. Hébert et Duwarnet, ouvrage dont la Société s'honore à juste titre et qui fait
autorité dans les décisions de nos tribunaux.

Cependant, la santé de M. Petit, déjà si chance-
lante, faisait défaut à son bon vouloir, et il fallut,
en 1841, lui permettre un repos momentané, en le
déchargeant des fonctions de secrétaire perpétuel.
En 1844, nos suffrages reconnaissants l'appelèrent à
la présidence de la Société, et M. Petit ne vit, dans
cette promotion, que l'obligation de redoubler de
zèle et d'efforts pour traduire en réalités toutes les
pensées utiles que lui suggéraient son esprit éclairé
et la méditation constante des intérêts sociaux. Il
inaugure le premier jour de cette présidence en pro-
posant plusieurs travaux sérieux qui demandaient
le concours d'un grand nombre, et pour lesquels il
était peut-être difficile qu'il rencontrât des bonnes

volontés aussi opiniâtres que la sienne. Il voulait, par exemple, doter le département d'une bonne statistique générale, et, avec le concours de M. Tavernier, il avait dressé, à l'instar de ce qui s'était fait pour le Rhône, un plan très-vaste et embrassant tous les intérêts moraux et matériels du département. Il croyait ce plan réalisable dans une période assez restreinte d'années, et en faisant appel à tous les dévouements. Lui-même se mit courageusement à l'œuvre, réunit et présida toutes les sections de la grande commission qu'il avait fait instituer pour cet objet. Il fut contraint, hélas! de reconnaître plus tard que c'était peut-être une utopie de son zèle. A l'exception des usages locaux dont j'ai parlé plus haut, et de la biographie des hommes remarquables du département que M. Chassant s'était chargé de rédiger, il n'est resté du travail des commissions de statistique qu'un certain nombre de recherches utiles, de matériaux séparés, qui pourront être consultés avec fruit, mais qui ne sauraient former le bel ensemble que l'esprit de M. Petit avait rêvé.

Il fut plus heureux, cette même année 1844, dans les efforts qu'il fit, de concert avec MM. Beaucantin et Tavernier, pour établir à Evreux une exposition d'horticulture qui se répète avec succès tous les ans et est devenue pour notre ville une petite fête de quelques jours, à laquelle chacun se plaît à prendre part. Je crois à propos de rappeler à cette occasion qu'en 1851, dans une séance publique où la Société décernait des prix aux horticulteurs dont les produits avaient été les plus remarqués, M. Petit fit sur l'horticulture un discours où l'on aime à retrouver toutes les grâces simples et de bon goût de la poésie de sa jeunesse, entremêlées des graves considérations d'un esprit voué désormais au culte de l'utile. Ce fut aussi une pensée de moralité bienveillante qui le porta, en 1853, à faire décider par la Société qu'elle décernerait tous les ans, en séance publique, des prix aux instituteurs qui auraient dirigé avec le plus de succès et de zèle leurs élèves dans la taille des arbres fruitiers et la pratique du jardinage.

Il n'est aucune des mesures de prévoyance et de sagesse prises par la Société où l'on ne retrouve, soit l'initiative, soit la coopération efficace de M. Ange Petit. Il encourage M. Chesnon, notre ancien et savant confrère, à mouler en plâtre et colorier ensuite, comme il l'a fait, tous les fruits du département, pour que ces types servent à signaler les espèces les plus remarquables. Il l'aide également de son concours pour la publication d'un excellent opuscule sur la fabrication du cidre.

Dans un autre ordre d'idées, il contribue de tout son pouvoir à faire élever une statue au grand peintre Poussin, sur la place des Andelys, et ne s'effraie pas des détails sans nombre qu'entraînait la comptabilité d'une souscription et la solennité qu'il fallait donner à l'inauguration de cette statue.

Mais ce qu'il eut surtout à cœur, lui que ses travaux judiciaires et ses goûts de littérature semblaient devoir rendre étranger aux travaux agricoles, ce fut d'encourager tous les procédés favorables à l'agriculture, de propager, par des notices qu'il écrivait lui-même ou dont il provoquait la composition, la connaissance des méthodes nouvelles. Pas un concours de charrues où il n'ait assisté, tant que sa santé le lui a permis; pas un de ces instruments, qui facilitent ou améliorent le travail et qui économisent le temps, dont il n'ait essayé, par tous les moyens possibles, de faire connaître l'utilité et de vulgariser l emploi. La Société envoya une députation, en 1845, au Congrès central d'agriculture, et M. Petit fit, sur ce Congrès, un rapport lumineux et détaillé. Tous les agriculteurs se souviennent de sa présidence de 1844 et de celle où vous l'appelâtes de nouveau en 1850.

Une modification faite à votre règlement en 1851, permit d'instituer à côté des présidents annuels, des vice-présidents élus pour trois ans, dans le but de conserver les traditions et d'assurer aux travaux entrepris une continuité à laquelle pouvait nuire l'obligation règlementaire de choisir chaque année un nouveau président, qui, d'ailleurs, élu souvent parmi les sommités sociales, ne pouvait qu'imparfai-

tement prêter son concours à nos travaux de toute
l'année. M. Petit vit du bien à faire dans les fonctions
de vice-président, et les accepta sans hésiter.

On commençait à s'occuper en France des procédés
du drainage, qui doit rendre à la culture tant de
terres improductives et en améliorer tant d'autres.
Il fallait se procurer les instruments assez coûteux
du drainage, faire manœuvrer ces instruments, faire
comprendre et accepter le drainage par les cultivateurs, toujours en garde contre tout ce qui est nou-
veauté. Votre vice-président, de concert avec l'hono-
rable secrétaire perpétuel de cette époque, M. le
docteur Bidault, chercha partout des renseignements,
fit de nombreuses démarches, et s'ingénia de toutes
façons pour rendre praticable chez nous et popula-
riser cette découverte de la science.

Mais enfin les forces trahirent notre bien-aimé
confrère. Il était depuis longtemps atteint d'une
affection pulmonaire. Il se sentait défaillir entière-
ment, et l'usage même de la parole était devenu
pour lui une fatigue insupportable. Il fallut, et ce
fut un brisement de cœur, abandonner complétement
ses travaux chéris, et s'avouer à lui-même qu'il ne
pourrait plus être utile aux autres. C'est alors, le
30 novembre 1854, qu'il adressa au secrétaire perpétuel une lettre dans laquelle il annonçait sa renon-
ciation absolue à toutes les fonctions. Cette lettre,
dont nous fûmes tous vivement émus, parce que
toute son âme y était, je n'hésiterais point à vous en
donner lecture, si vous ne deviez la retrouver en
entier dans le *Recueil* de 1855-56, son impression
ayant été spontanément et unanimement décidée.

Trois années de suite M. Petit alla demander, pendant l'hiver, quelque soulagement au climat de la
Provence. « Dans ces dernières années, ainsi que l'a
« si bien dit M. l'abbé Lebeurier, quand de loin en
« loin il apparaissait au milieu de nous, avec sa
« figure amaigrie par la souffrance, mais bonne et
« douce toujours, nous étions heureux de le revoir.
« On osait à peine l'entretenir dans la crainte d'aug-
« menter le terrible mal qui brisait ses forces ; mais

« on eut pu lire sur toutes nos physionomies que
« M. Petit nous inspirait de vives, de profondes
« sympathies. » Hélas ! nous espérions toujours,
mais lui n'espérait pas et envisageait d'un œil ferme
l'issue fatale de sa maladie. On voulait qu'il se con-
damnât à un repos absolu, mais c'était mourir par
anticipation, et dans les intervalles que lui laissaient
les souffrances et l'épuisement, inspiré par la pensée
d'une bonne œuvre pour son pays natal, il réunissait
des matériaux historiques, il écrivait l'histoire de
Damville, legs posthume dont vous avez ordonné la
publication dans votre *Recueil.* M. Andrieux, en
vous lisant récemment sur cet ouvrage un rapport
plein d'intérêt et en faisant ressortir toute la grâce
de la jolie pièce de vers qui le précède, intitulée
l'*Église*, et qui fut le dernier et aimable fruit de la
veine poétique de M. Petit, me dispense d'entrer à ce
sujet dans de plus longs détails.

Le testament de M. Ange Petit, écrit de sa main
dès 1856, est encore l'expression de la sollicitude
qui l'anima toute sa vie pour le travail honnête et
utile. Il lègue 2,000 fr. pour fonder un prix en fa-
veur de la personne de la classe laborieuse qui, dans
le canton de Damville, qu'il représentait au conseil
général, se sera le plus distinguée par quelque acte
de dévouement, de courage et de probité, ou par la
moralité de sa conduite, l'amour du travail et l'ac-
complissement de ses devoirs.

Homme de foi, M. Petit s'était préparé de longue
main à paraître devant son Créateur. Il sut accepter
la souffrance, et la souffrance de bien des années,
sans jamais faire entendre une plainte ni un mur-
mure, de peur de contrister le cœur de ceux qui l'ai-
maient, et dont les tendres soins avaient presque
miraculeusement prolongé la durée d'une vie qui
semblait toujours prête à leur échapper. Quand son
état empira visiblement, il demanda lui-même qu'on
l'avertît du terme fatal qui lui serait marqué ; et
lorsque l'arrêt lui fut prononcé par la bouche véné-
rable d'un pasteur auguste, s'il fut surpris peut-être
comme tous les malades chez lesquels il reste tou-

jours l'espoir d'un terme plus éloigné, sa fermeté
d'âme et sa douceur inaltérable ne se démentirent
pas un instant. Il reçut avec une foi profonde les
derniers secours de la religion, et il expira après
quelques heures d'agonie, dans la nuit du 17 décembre 1858, au commencement de sa 53e année.

J'ai essayé de retracer imparfaitement, au point
de vue des services rendus à notre Société, le tableau
d'une existence si bien remplie. Il ne m'appartient
pas d'apprécier les services du magistrat, ni ceux
que M. Petit rendit au département et en particulier
au canton de Damville, comme membre du conseil
général. Sur sa tombe, autour de laquelle se pressait
tout ce que notre cité renferme de plus notable dans
son sein, et où nous avons vu avec émotion accourir
en foule des extrémités du canton de Damville, et
magistrats du pays, et cultivateurs, et artisans, qui
venaient rendre les derniers devoirs à celui qui avait
si bien mérité d'eux tous, qui les avait tant aimés,
M. le Préfet a bien voulu se faire l'interprète de la
douleur publique et, avec ces accents du cœur qu'il
sait si bien rencontrer, déplorer la perte que l'administration, que le pays, que la société tout entière
venait de faire. Un hommage a été rendu aussi à la
mémoire du magistrat éclairé, de l'homme du devoir,
par M. le Président du tribunal civil.

C'est que M. Petit fut profondément estimé et
aimé de tous, et que, suivant les expressions d'un
ami qui le connaissait depuis l'enfance et lui était
étroitement attaché, « toute son existence a été
« empreinte d'un cachet de pureté, de désintéres-
« sement, d'honnêté calme et modeste qui ne s'est
« jamais démenti. Il a vécu pour sa famille, pour
« ses concitoyens et jamais pour lui-même. Il a
« aimé et servi jusqu'au dernier moment le pays
« qui l'a vu naître. Il a conservé jusqu'au dernier
« jour la passion du clocher, non pas dans l'accep-
« tion mesquine du mot, mais dans le sens de ce
« dévouement généreux et ardent, qui fait du clo-
« cher une patrie où vient se concentrer toute l'acti-

« vité intellectuelle d'un homme dont la seule ambi-
« tion est d'être utile. »

Laissez-moi en finissant dire quelques mots seulement de l'homme privé que nous avons tous aimé,
que nous avons tous connu si bon, si doux, si obli-
geant, si modeste, si oublieux de lui-même, si
empressé à faire valoir les autres, homme de paix et
de conciliation, à l'esprit fin et enjoué, au cœur
chaud, qui ne se connut jamais d'ennemis et n'en
eut jamais, et dont la mort a laissé un chagrin si
profond dans l'âme d'une femme et d'un fils qui
vivaient de sa vie, et n'ont plus pour consolation
que le culte de sa mémoire.

Je ne veux pas oublier cependant qu'après Dieu et
sa famille bien-aimée, vous eûtes sa dernière pensée.
Vous veniez d'appeler à la présidence de notre Société le bon et vénéré prélat dont la charité affec-
tueuse s'empressait de prodiguer au mourant les ten-
dresses consolatrices de la religion, et quand il entra
dans cette chambre qui, bien peu d'heures après,
n'allait plus être qu'une chapelle funéraire, M. Petit
se ranima pour murmurer ces paroles d'une voix à
peine distincte : « Monseigneur, si j'étais encore de
« ce monde, je féliciterais la Société de vous avoir
« élu pour président, mais je ne puis plus mainte-
« nant que des vœux pour elle. »

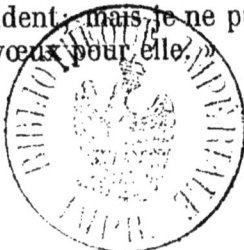

Evreux, A. HÉRISSEY, imp. de la Société. — 1159.

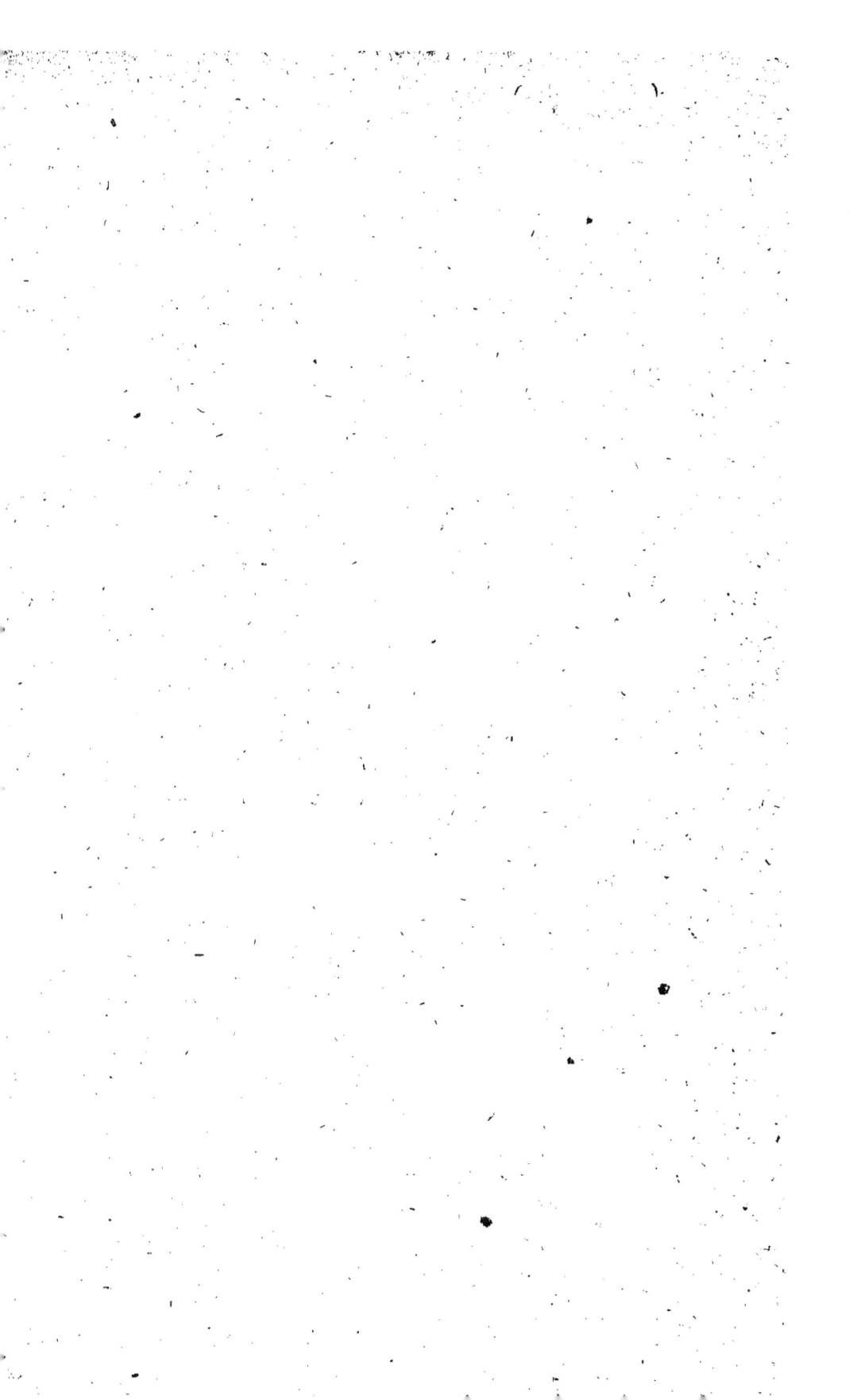

www.ingramcontent.com/pod-product-compliance
Lightning Source LLC
Chambersburg PA
CBHW050422210326
41520CB00020B/6712